Narjes ABID
Soumaya BOUJNAH

Utilização de cigarros electrónicos entre estudantes de medicina

Narjes ABID
Soumaya BOUJNAH

Utilização de cigarros electrónicos entre estudantes de medicina

ScienciaScripts

Cover image: www.ingimage.com

This book is a translation from the original published under ISBN 978-620-6-72356-1.

Publisher:
Sciencia Scripts
is a trademark of
Dodo Books Indian Ocean Ltd. and OmniScriptum S.R.L publishing group

120 High Road, East Finchley, London, N2 9ED, United Kingdom
Str. Armeneasca 28/1, office 1, Chisinau MD-2012, Republic of Moldova, Europe
Printed at: see last page
ISBN: 978-620-8-13988-9

OBRIGADO

Ao nosso Mestre e Presidente do Júri Professor Gargouri Imen

É uma honra para nós que tenha aceite presidir a este júri e avaliar a nossa dissertação.

Sempre admirámos os seus conhecimentos, as suas competências, a sua bondade e as suas qualidades pedagógicas.

Gostaríamos de aproveitar esta oportunidade para expressar a nossa profunda gratidão, admiração e respeito.

Ao nosso Mestre e Juiz Professor Dr. LOUKIL Manel

Muito obrigado pela honra que nos concedeu ao aceitar julgar este trabalho.

Temos a maior admiração pelas suas grandes qualidades profissionais e humanas.

Que esta obra testemunhe os nossos mais respeitosos sentimentos.

Para a minha querida amiga e juíza Dra. OMRANE Asma

Estamos particularmente sensibilizados com a honra que nos deu ao aceitar fazer parte do júri desta dissertação.

Trabalhar convosco é uma honra e um prazer.

Com os melhores cumprimentos

Ao meu Mestre e Supervisor Dr. ABID Narjes

Obrigado por nos ter confiado este projeto.

Supervisionou-nos com muita paciência, rigor e disponibilidade.

Ficámos particularmente sensibilizados com a sua competência e modéstia.

Não temos palavras para agradecer tudo o que fizeram para nos ajudar a preparar este trabalho.

ÍNDICE DE CONTEÚDOS

INTRODUÇÃO

O tabagismo é um grave problema de saúde pública. É uma das principais causas de doença evitável e de morte prematura no mundo (1). É responsável por várias doenças graves, com elevada morbilidade e mortalidade, e tem um grande impacto na saúde pública em termos de custos e absentismo. De acordo com o relatório da Organização Mundial de Saúde (OMS) publicado em 2023, o consumo de tabaco é responsável por mais de 8 milhões de mortes por ano (2).

O controlo e a prevenção do tabagismo são preocupações importantes de saúde pública. Para combater este flagelo, está atualmente disponível uma série de medicamentos e de meios não medicamentosos para deixar de fumar.

O cigarro eletrónico (e-cigarette), que utiliza uma técnica de vaporização por elementos de aquecimento, foi inventado e patenteado em 2009. Desde então, a sua utilização tem crescido exponencialmente em todo o mundo. É frequentemente visto pelo público em geral como uma ajuda para deixar de fumar. No entanto, esta questão continua a ser controversa e as sociedades científicas ainda não a incluíram no arsenal terapêutico contra a dependência da nicotina. Além disso, surgiram alguns receios em torno do cigarro eletrónico, uma vez que os seus efeitos nocivos a longo prazo não são bem conhecidos e que poderia estar associado à iniciação do consumo de tabaco entre os adolescentes e os jovens adultos. É neste contexto que se insere o nosso trabalho, cujo objetivo era estudar as práticas e as experiências dos utilizadores de cigarros electrónicos entre os estudantes de medicina, analisar as suas expectativas em relação a este dispositivo eletrónico e avaliar a sua influência nos seus hábitos tabágicos.

POPULAÇÃO E MÉTODO

I. Tipo de estudo

Trata-se de um estudo descritivo transversal.

II. População do estudo

1. Critérios de inclusão

Foram incluídos os estudantes de medicina que preenchiam estes três critérios

- Externos, internos, residentes ou candidatos a teses pertencentes a uma das quatro faculdades de medicina da República da Tunísia
- Fumar ou ter fumado cigarros electrónicos
- E que preencheram o auto-questionário do estudo.

2. Critérios de não-inclusão

Estudantes de medicina que apenas fumam tabaco convencional e nunca fumaram um cigarro eletrónico.

III. Métodos

1. Realização do inquérito

O inquérito foi realizado através de um questionário auto-administrado desenvolvido no Google Forms e distribuído em linha

através das redes sociais (Facebook) e acessível através da seguinte ligação
https://docs.google.com/forms/d/e/1FAIpQLSfzNcbqbK1NafGU7k_Eu uolg41GEZz4cBGUkY
rUck_ZVrO7ew/viewform?fbclid=IwAR3ZeDMKfukDoj5p2ixZcoFK 6UZY205XPzMd6wg81 v66vsjZAS21LvOEzI

2. Recolha de dados

O auto-questionário enviado aos estudantes de medicina incluía um preâmbulo que explicava o objetivo do estudo. Incluía igualmente três partes, que são descritas em seguida.

- **Dados sociodemográficos e profissionais**

Foram recolhidos os seguintes elementos:

- Idade O género

- A escola de medicina original

- Especialidade e nível de estudos

- **Caraterísticas dos hábitos tabágicos**

Foram recolhidos os seguintes dados:

- Fumadores clássicos (idade de início, intensidade, duração)

- Consumo de outras substâncias psicoactivas

- Caraterísticas da utilização de cigarros electrónicos (idade da primeira utilização, frequência da utilização, mudança da utilização de cigarros electrónicos para o tabaco convencional, motivo da utilização, concentração e sabor do líquido eletrónico utilizado, etc.).

- **As crenças e expectativas da população estudada relativamente aos cigarros electrónicos**

- A influência do vaporizador no consumo normal de tabaco (cessação ou redução do consumo)

- Efeitos indesejáveis resultantes da utilização de cigarros electrónicos

- As crenças da população estudada sobre a utilização de cigarros electrónicos

a. Análise estatística

Os dados foram recolhidos com recurso ao Excel e retransmitidos com recurso ao SPSS versão 22. O estudo descritivo e analítico foi efectuado com recurso ao software SPSS. O nível de significância foi fixado em 0,05.

b. Pesquisa bibliográfica

A pesquisa bibliográfica foi efectuada utilizando os motores de busca PubMed, Science Diret e Google Scholar.As palavras-chave utilizadas foram: tabagismo, cigarros electrónicos, estudantes de medicina, cessação tabágica.

RESULTADOS

I. ESTUDO DESCRITIVO

O nosso estudo envolveu 31 estudantes de medicina que utilizam ou utilizaram cigarros electrónicos.

1. Caraterísticas sócio-demográficas da população em estudo

a. Repartição por idade

A idade média da nossa população de estudo foi de 28±4 anos, com extremos que variaram de 22 a 45 anos.

b. Repartição por género

A nossa amostra era constituída por 23 homens (74,2%) e 8 mulheres (25,8%). O rácio de género foi de 2,87 (Figura 1).

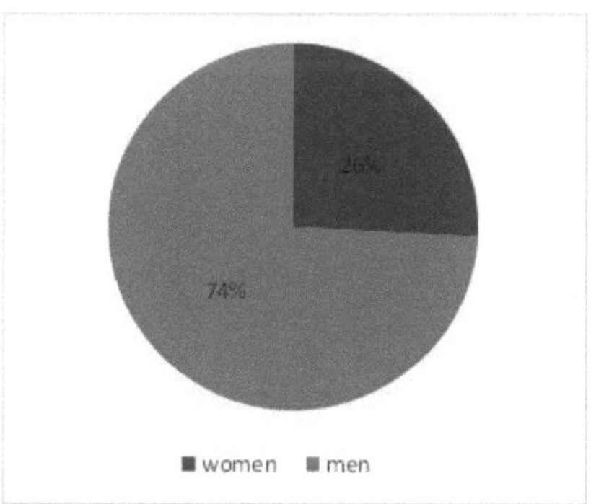

Figura 1: Repartição da população do estudo por género

c. **Repartição por faculdade de origem**

A maioria dos participantes no estudo (54,8%) provinha da Faculdade de Medicina da Tunísia (Figura 2).

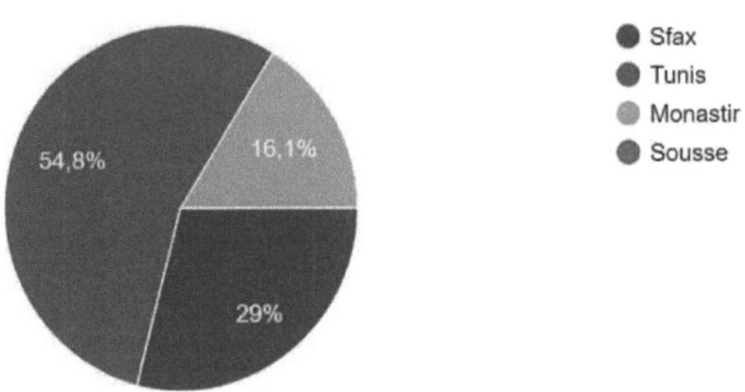

Figura 2: Repartição da população estudada por faculdade de origem

d. **Repartição por nível de ensino**

Dos participantes, 77,4% eram médicos residentes (Figura 3).

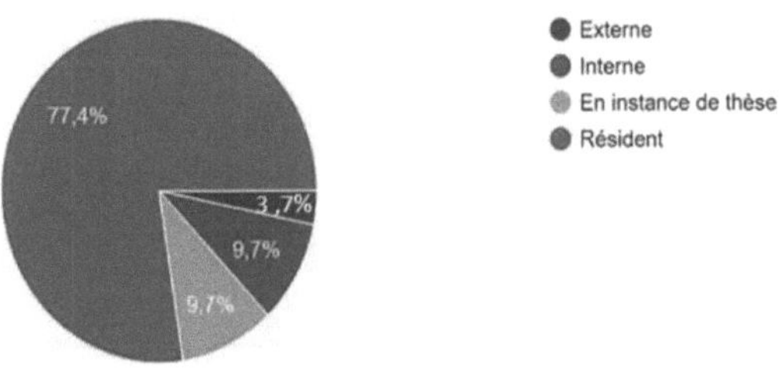

Figura 3: Repartição da população estudada por nível de ensino

2. Caraterísticas dos hábitos tabágicos da população estudada

a. Fumar tabaco

Vinte e três participantes eram fumadores (74,2%). Sete destes participantes já tinham deixado de fumar antes de começarem a vaporizar (Figura 4).

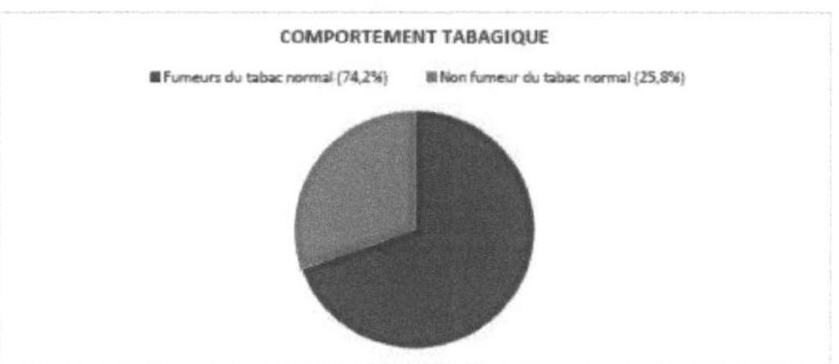

Figura 4: Repartição da população estudada de acordo com os hábitos tabágicos

A idade média de início do consumo de tabaco foi de 21±4 anos, com extremos entre 15 e 28 anos. Em quase metade dos casos (n=16; 51,6%) o consumo de tabaco começou antes dos 20 anos de idade. A duração média do tabagismo era de 7,59 anos à data do inquérito, com extremos que variavam entre 3 e 20 anos. Quase um quinto (19,4%) dos fumadores regulares fumava mais de 20 cigarros por dia (Figura 5).

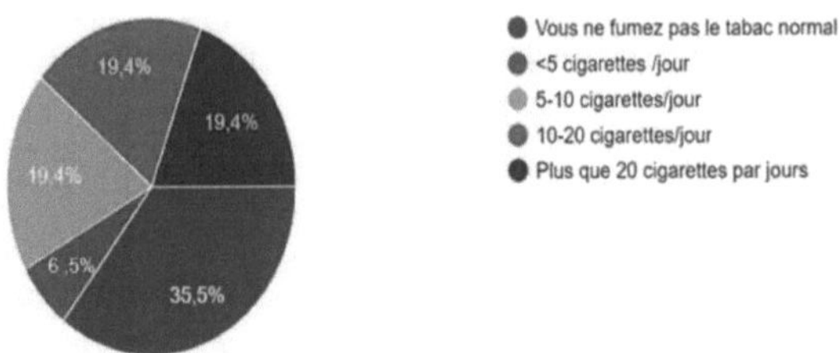

Figura 5: Repartição da população estudada de acordo com o número de cigarros fumados por dia

b. Consumo de outras substâncias psicoactivas

O consumo de cigarros electrónicos foi associado ao consumo de outras substâncias psicoactivas em 16,1% dos casos (5 participantes) (Figura 6): álcool em 2 casos, cannabis em 2 casos e uma droga psicoactiva (3,4-metilenodioxi-N-metilanfetamina, vulgarmente conhecida como Ectasy) em 1 caso.

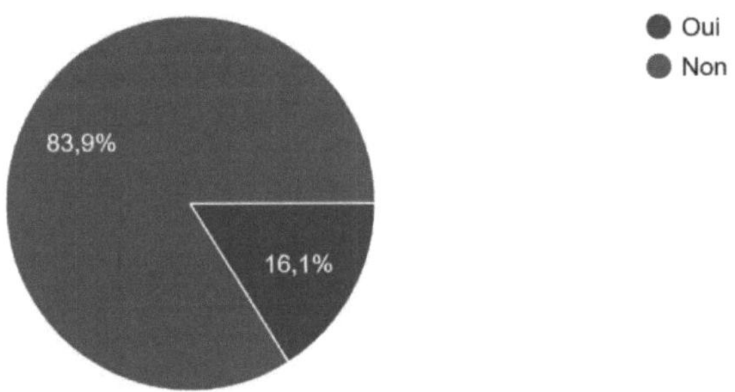

Figura 6: Repartição da população estudada por consumo de substâncias psicoactivas que não o tabaco fumado

c. Caraterísticas do consumo de cigarros electrónicos

i. Idade do primeiro vapor

A idade média da primeira utilização de cigarros electrónicos foi de 26,25±4,9 anos [17-43 anos]. Quinze participantes (48,3%) tinham experimentado cigarros electrónicos antes dos 25 anos de idade. Quinze participantes (48,4%) não eram fumadores de tabaco normal quando começaram a vaporizar e dezasseis fumavam tanto cigarros electrónicos como tabaco normal (51,6%).

ii. Frequência de utilização de cigarros electrónicos

Vinte e um participantes (37,7%) utilizavam cigarros electrónicos diariamente, com 64,5% a utilizá-los várias vezes por dia. Um terço dos participantes (32,3%) utilizava-o apenas algumas vezes por semana (Figura 7).

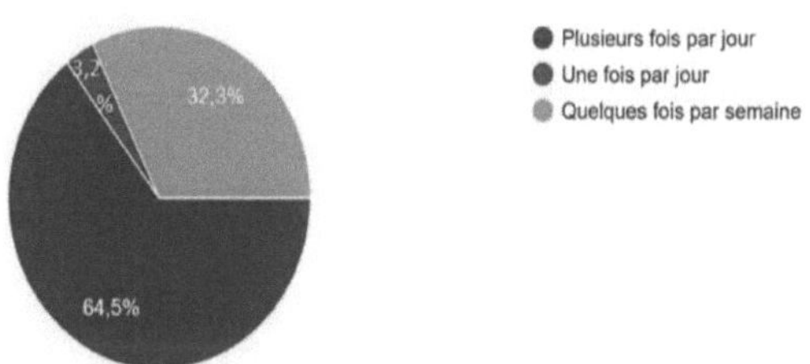

Figura 7: Repartição da população estudada por frequência de utilização de cigarros electrónicos

Quase metade dos participantes (51,6%, n=16) aumentou a sua frequência tabágica ao longo do tempo Cerca de dois terços dos indivíduos incluídos no estudo (20 participantes; 64,5%) tencionam deixar de fumar utilizando cigarros electrónicos. Outros onze (35,5%) deixaram de utilizar cigarros electrónicos, mas voltaram a fazê-lo mais tarde.

iii. Caraterísticas do cigarro eletrónico

A concentração de nicotina no e-líquido era de 6 mg em 48,4% dos casos. Quase um terço dos participantes (38,7%) afirmou não saber a concentração de nicotina no seu cigarro eletrónico. Três estudantes utilizaram cigarros electrónicos que não continham nicotina (Figura 8).

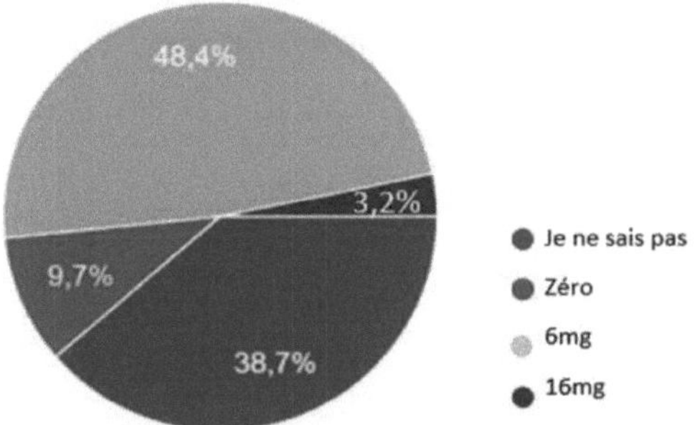

Figura 8: Repartição da população estudada de acordo com a concentração de nicotina do e-líquido

A fruta foi o aroma mais utilizado (58,1%), seguida da menta (16,1%). Três participantes utilizaram o aroma de tabaco (Figura 9).

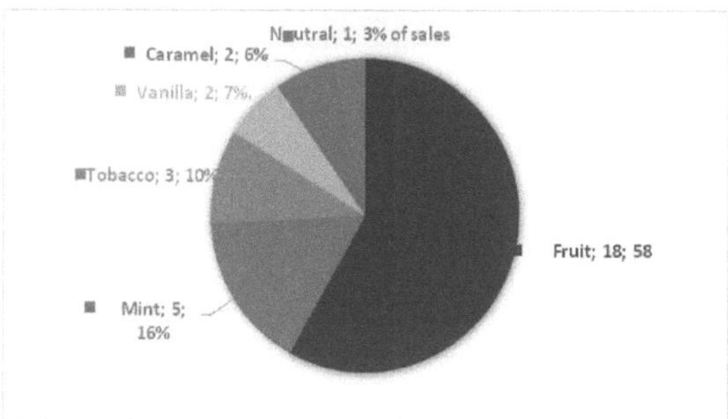

Figura 9: Repartição da população estudada de acordo com o aroma utilizado no cigarro eletrónico

iv. Razões para utilizar cigarros electrónicos

Entre os 16 fumadores tradicionais de tabaco, doze participantes (39%) começaram a vaporizar com o objetivo de deixar de fumar e quatro procuravam um sabor melhor do que o do tabaco. As razões que levaram os outros a começar a vaporizar foram a curiosidade (11 participantes (35,4%) e a influência dos pares (4 participantes,12,9%) (Figura 10).

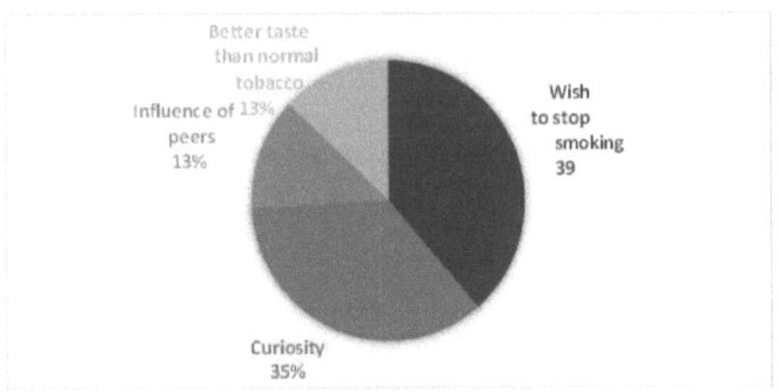

Figura 10: Repartição da população estudada de acordo com as razões para a utilização de cigarros electrónicos

3. Crenças e expectativas da população estudada em relação aos cigarros electrónicos

a. Influência do vaporizador no consumo de tabaco

i. Fumadores de tabaco normais

Na altura em que iniciaram a utilização do vaporizador, 16 participantes eram fumadores de cigarros normais (51,6%). Nove deles conseguiram reduzir o seu consumo de tabaco após a utilização do cigarro eletrónico e 3 participantes conseguiram deixar de fumar completamente (Figura 11).

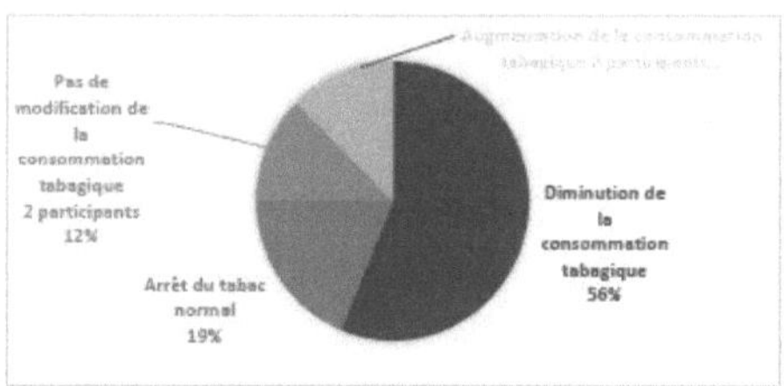

Figura 11: Influência do vaporizador no consumo de tabaco entre os fumadores activos

ii. Nos não fumadores de tabaco normal :

Quinze pessoas não eram fumadoras de tabaco normal quando experimentaram o cigarro eletrónico pela primeira vez. Três delas queriam mudar para tabaco normal depois de começarem a vaporizar e 4 delas mudaram para tabaco fumado.

b. Reacções adversas aos cigarros electrónicos

i. Psicológico

O vaporizador fez com que 67,7% dos participantes se sentissem preocupados. As razões para este sentimento são apresentadas em pormenor no quadro 1.

Quadro 1: Razões para se sentir preocupado com a utilização de cigarros electrónicos

Motivos de preocupação causada pelo tabaco	N	%
Receio de consequências nefastas do vapoatge na sua saúde	11	35,5
Despesas de material necessárias para vaporização	5	16,1
Sentimentos de culpa em relação a pais	5	16,1
Total	21	100

Quase metade dos participantes (45,2%) sentia-se dependente dos cigarros electrónicos (Figura 16).

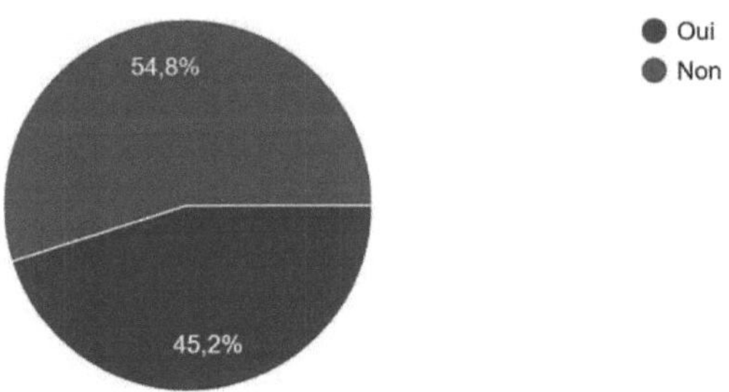

Figura 12: Sentimento de dependência dos cigarros electrónicos

ii. Somático (Quadro 2)

A maioria dos participantes não relatou efeitos somáticos adversos secundários ao uso de cigarros electrónicos (19 casos, 61,2%). Nos restantes casos (n=12, 38,7%), a principal queixa foi a tosse seca presente em 6 participantes.

QUADRO 2: Reacções adversas comunicadas pelos utilizadores de cigarros electrónicos

Efeitos indesejáveis	N	%
Tosse	6	50
Dores de garganta	1	8,3
Extinção da voz	2	16,6
Dores de cabeça	1	8,3
Espirros	1	8,3
Náuseas e vómitos	1	8,3
Total	12	100%

c. Crenças da população estudada sobre a utilização de cigarros electrónicos

De acordo com o nosso estudo, a maioria dos participantes (74,2%) achava que os cigarros electrónicos eram menos nocivos do que o tabaco fumado, enquanto 19,4% achavam que os cigarros electrónicos eram tão nocivos como os cigarros normais (Figura 17).

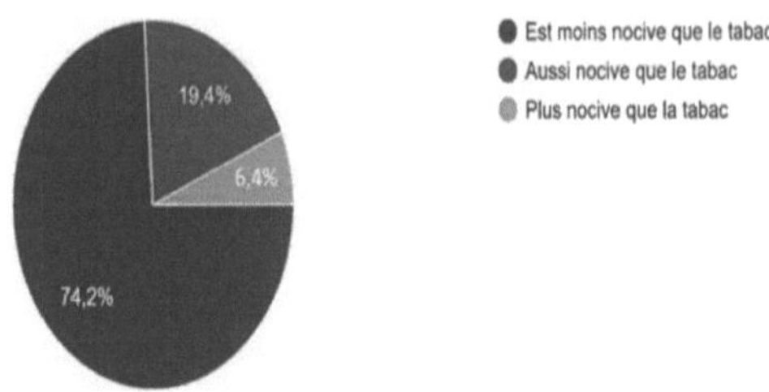

Figura 13: Crenças da população estudada sobre a nocividade dos cigarros electrónicos

Cerca de dois terços dos indivíduos (64,5%) pensam que o cigarro eletrónico é um substituto do tabaco normal e quase um terço pensa que o cigarro eletrónico é mais uma ajuda para deixar de fumar (Figura 18).

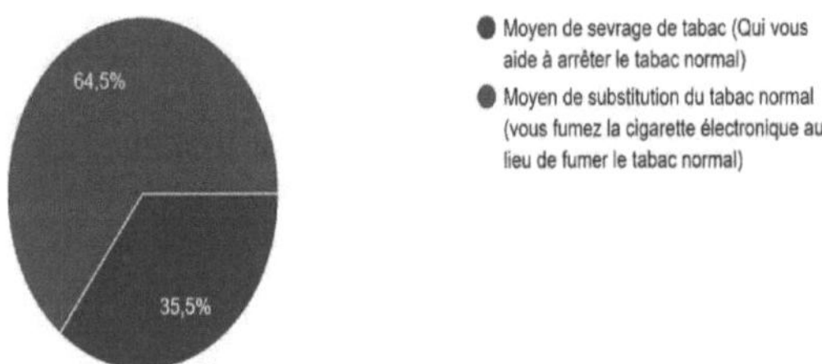

Figura 14: Crenças sobre a utilização de cigarros electrónicos

II. ESTUDO ANALÍTICO

1- Factores associados à utilização diária de cigarros electrónicos

Após a análise dos dados do nosso estudo, verificamos que o número de cigarros fumados por dia está correlacionado com o consumo diário de cigarros electrónicos (p=0,044). De facto, um elevado número de cigarros fumados por dia está associado ao consumo diário de cigarros electrónicos. Não foi identificada qualquer correlação entre o consumo diário de cigarros electrónicos e o sexo, o consumo de outras substâncias, a concentração de nicotina ou as crenças dos sujeitos incluídos no estudo sobre a utilidade do vape (p>0,05) (Tabela 3).

Quadro 3: Factores associados à utilização diária de cigarros electrónicos

Fator estudado	p
Número de cigarros fumados por dia (>20 cig/d)	0,044
Sexo (masculino)	0,660
Utilização de outras substâncias psicoativo	0,0,64
Concentração de nicotina	0,155
Crenças sobre a utilização de cigarros electrónicos como meio de abstinência, substituição)	0,217

2- Factores associados à mudança de vaporizador para cigarros normais

A análise univariada concluiu que o género foi um fator associado à mudança dos cigarros electrónicos para o tabaco fumado (p=0,026). Os indivíduos do sexo masculino apresentavam um maior risco de mudar para cigarros normais. No entanto, a utilização de outras substâncias psicoactivas, a utilização de vape durante vários dias, a concentração de nicotina e a dependência não foram associadas à mudança para cigarros fumados, com valores de p de 0,467, 0,970, 0,236 e 0,871, respetivamente.

3- Factores associados a sentimentos de ansiedade em relação ao vaporizador

O estudo analítico analisou vários factores com vista a encontrar uma relação entre eles e a ansiedade sentida pelos vapers. Verificámos que o consumo de outras substâncias psicoactivas estava associado ao sentimento de culpa expresso pelos inquiridos ($p=0,028$). O consumo diário do cigarro eletrónico, a sua concentração de nicotina, o aumento do consumo ao longo do tempo e os efeitos adversos reportados não estiveram associados ao sentimento de ansiedade reportado ($p>0,05$) (Tabela 4).

Quadro 4: Factores associados a sentimentos de ansiedade em relação ao vaporizador

Fator estudado	P
Utilização de outras substâncias psicoativo	0,028
Utilização diária de cigarros electrónicos	0,780
A concentração de nicotina nos cigarros electrónicos	0,947
O aumento do consumo de e-cigarros ao longo do tempo	0,133
Reacções adversas comunicadas	0,729

4- Factores que influenciam o desejo de deixar de fumar

A análise univariada identificou que a crença na utilização de cigarros electrónicos era o fator que influenciava o desejo de deixar de fumar (p=0,002). Não foi encontrada uma relação estatisticamente significativa entre o desejo de deixar de usar cigarros electrónicos e os seguintes parâmetros: idade de início do uso (>20 anos), frequência de vaporização, consequências no estado psicológico (sentimentos de culpa/dependência) e efeitos secundários experimentados (Tabela 3).

Quadro 5: Factores que influenciam o desejo de deixar de fumar

Fator estudado	P
Idade da primeira utilização (mais de 25 anos)	0,456
Frequência de vaporização (consumo diário)	0,098
Sentimentos de ansiedade secundários ao uso do vaporizador	0,472
Sentir-se viciado em cigarros electrónicos	0,98
Presença de efeitos secundários (somáticos e psicológicos)	0,82
Crenças sobre a utilização de cigarros electrónicos (retirada, substituição)	0,002

DISCUSSÃO

O tabagismo é uma das maiores ameaças à saúde pública. É responsável por mais de 8 milhões de mortes por ano. A luta contra o tabagismo é uma prioridade de saúde mundial. (2) Nesta luta, são utilizados vários métodos medicinais e não medicinais. O cigarro eletrónico, desenvolvido nos anos 2000, é apresentado como uma alternativa ao cigarro tradicional. No entanto, o seu papel na cessação tabágica continua a ser controverso, especialmente porque a sua segurança é debatida. O objetivo do nosso trabalho foi estudar as práticas dos utilizadores de cigarros electrónicos entre estudantes de medicina, analisar as suas crenças, experiências e expectativas em relação a este dispositivo eletrónico e avaliar a sua influência nos seus hábitos tabágicos.

Os pontos fortes do nosso trabalho

- O nosso estudo incide sobre um tema recente e em plena evolução. O objetivo é compreender o comportamento dos vapers para identificar um fenómeno que está a crescer exponencialmente.
- A população estudada é constituída por estudantes de medicina, futuros actores-chave na luta contra o tabagismo.

Os limites do nosso estudo

- A pequena dimensão da população estudada

- As respostas foram obtidas através de um auto-questionário distribuído através das redes sociais, o que significa que a exatidão dos dados não pode ser garantida.

- Este é um estudo transversal, que não nos permite seguir os estudantes individualmente para ver como podem mudar de vaporizador para fumador.

A utilização de cigarros electrónicos está generalizada em todo o mundo e o mercado está a crescer rapidamente (3). De acordo com um estudo recente publicado em 2022, o número de utilizadores de cigarros electrónicos aumentou de 7 milhões em 2011 para 55 milhões em 2022, ou seja, 5,5% dos adultos (4). O inquérito ETINCEL-OFDT, um inquérito telefónico sobre cigarros electrónicos realizado em França em 2013 junto de uma amostra representativa de 2 052 pessoas com idades compreendidas entre os 15 e os 75 anos, mostrou que 18% dos franceses experimentaram cigarros electrónicos (ou seja, entre 8 e 9 milhões de indivíduos) (5). Não existem dados epidemiológicos sobre a utilização de cigarros electrónicos na Tunísia. A utilização de Vape diz frequentemente respeito a uma população jovem. Os dados franceses e internacionais mostram uma explosão da utilização de cigarros electrónicos entre os adolescentes (6). A nível universitário, o estudo de Zarobkiewicz et al. estima que 31,46% dos estudantes já utilizaram cigarros electrónicos (37,28% (n=195) entre os estudantes universitários não médicos e 25,87% (n=141) entre os estudantes universitários médicos) (7). De acordo com o estudo multicêntrico de La Torre, a prevalência global do tabagismo entre os estudantes de medicina foi estimada em 29,3% mais elevada do que na população em geral (8). A idade média de início do consumo de cigarros electrónicos entre os estudantes franceses foi de 20,8 anos, de acordo com Tavolacci (9). De acordo com os resultados do nosso estudo, quase metade dos participantes começou a fumar antes dos 25 anos, com uma idade média de 26,25 anos. O vaping é mais comum entre os homens do que entre as mulheres (5). De acordo com uma meta-análise recente publicada em 2022, a prevalência do consumo de cigarros electrónicos foi de 12% entre os homens e de 8% entre as mulheres. O mesmo se aplica ao nosso estudo. De facto, mais de dois terços dos participantes eram homens. Isto poderia ser explicado pela maior prevalência do tabagismo masculino em comparação com o feminino em todo o mundo, mas também na Tunísia, o que sugere que os homens são mais atraídos do que as mulheres para o mundo do tabaco, incluindo o cigarro eletrónico (3,10), mas esta diferença tende a diminuir, particularmente em países de alto rendimento onde a prevalência do tabagismo feminino está a aumentar (11). De acordo com a literatura, existem várias razões para a utilização do vaporizador, dependendo do estado de tabagismo do indivíduo. A maioria dos fumadores começa a utilizar o vaporizador com o objetivo de deixar de fumar (12,13). O seu objetivo é, muitas vezes, deixar de fumar por completo, mas também utilizam cigarros electrónicos. Em menor grau, o vaping é motivado pelo desejo de deixar de fumar. redução do consumo de tabaco, mas sem cessação completa (5). Para os fumadores, a disponibilidade de cigarros electrónicos sem receita médica e o facto de não necessitarem de supervisão médica especializada são as duas principais vantagens deste dispositivo em comparação com os substitutos da nicotina. Além disso, a utilização deste pequeno dispositivo permite que os fumadores mantenham a sua dependência comportamental (os gestos rotineiros de fumar) e a sua dependência física, satisfazendo as suas necessidades diárias de nicotina, evitando assim os sintomas da síndrome de abstinência (5). Produz também um "golpe na garganta" que os fumadores apreciam. Trata-se da sensação de formigueiro na garganta que se sente quando se inala um produto que contém nicotina (14). Vários estudos demonstraram a eficácia dos cigarros electrónicos para ajudar a população em geral a reduzir ou a deixar de fumar (15,16). No entanto, dada a escassez de informações sobre a sua segurança e eficácia, as autoridades de saúde pública em França não os recomendam como um auxiliar de primeira linha para deixar de fumar (17). A Autoridade Nacional de Saúde Francesa (HAS) não o recomenda como meio de cessação tabágica, embora admita que, por ser muito menos tóxico do que um cigarro tradicional, a sua utilização por fumadores que tenham começado a vaporizar e queiram deixar de fumar não deve ser desencorajada, mas devem consultar o seu médico de família (18). A Sociedade Francesa de Respirologia considera que o cigarro eletrónico é provavelmente uma ajuda eficaz para deixar de fumar, desde que seja utilizado apenas temporariamente (19). A nível internacional, a OMS recomenda que os cigarros electrónicos não sejam utilizados enquanto a sua segurança não for cientificamente comprovada. Apenas alguns países, como o Brasil, a Argentina e Singapura, proibiram totalmente este produto; noutros países, como a Suíça e o Canadá, apenas podem ser comercializados cigarros electrónicos sem nicotina (5). No nosso estudo, quase metade dos participantes eram fumadores quando começaram a vaporizar. Três quartos deles começaram a utilizar cigarros electrónicos para deixar de fumar. Uma minoria conseguiu parar completamente de fumar. As outras razões para a utilização do vaporizador encontradas entre os fumadores foram o desejo de poupar dinheiro, uma vez que o vaporizador é ainda mais barato do que o tabaco, ou para evitar os inconvenientes associados ao tabaco (mau hálito, mau gosto), ou para reduzir os riscos para a saúde sem deixar de fumar (5). A curiosidade e a influência dos pares são outras razões para a utilização do vaporizador, sobretudo entre os não fumadores (18).

São utilizados vários aromas nos cigarros electrónicos. De acordo com os dados da literatura, os mais populares são os sabores de fruta, seguidos dos sabores doces (rebuçados, sobremesas) e dos sabores à base de menta ou mentol (4). De acordo com o estudo de Stenger et al, o sabor a fruta foi o mais utilizado (77,7%), seguido do sabor a menta (9,1%) e do sabor a tabaco (5,5%) (6), o que é consistente com os resultados do nosso estudo. O sabor a fruta foi o mais utilizado em 58,1% dos casos, seguido do sabor a menta em 16,1%. A segurança dos cigarros electrónicos é objeto de debate. As consequências a longo prazo do vaping ainda não são conhecidas, sendo os efeitos secundários agudos os mais bem descritos. Na maioria dos casos, trata-se de sintomas benignos, como irritação da garganta ou tosse seca, ou um ligeiro aumento da pressão arterial diastólica, muito inferior ao induzido pelos cigarros convencionais. Além disso, os níveis sanguíneos de carboxiemoglobina antes e depois da utilização de cigarros electrónicos permanecem inalterados (18). Outros efeitos mais graves foram registados na literatura. Estes incluem um aumento do risco de infeção. O vaping reduz as defesas imunitárias inatas dos pulmões, alterando as funções antibacterianas e virais dos neutrófilos e macrófagos e reduzindo a função protetora do muco e do epitélio respiratório. Foi igualmente demonstrado que o consumo de cigarros electrónicos pode ser responsável por uma pneumopatia denominada "pneumopatia relacionada com o vapor", definida pela presença de infiltrados pulmonares bilaterais em vidro fosco, com ou sem condensação alveolar, que ocorrem num doente que inalou vapores de cigarros electrónicos algumas horas após ter fumado. 90 dias, após exclusão de infeção respiratória e de outros diagnósticos diferenciais plausíveis, consoante o contexto médico. Esta entidade recentemente descrita é de gravidade variável, com uma mortalidade registada entre 2% e 6% dos casos (4). No entanto, a toxicidade dos cigarros electrónicos é muito inferior à dos cigarros convencionais. Não contém tabaco e não há combustão, pelo que não liberta monóxido de carbono, nem quantidades significativas de partículas sólidas finas (pró-inflamatórias) ou substâncias cancerígenas, ao contrário do fumo do tabaco (20). No estudo de Moussa et al, a frequência dos efeitos adversos foi de 28%, com a tosse no topo da lista, seguida da dor de garganta (12). Zarobkeiwicz afirma que 26,9% dos utilizadores de cigarros electrónicos relataram efeitos adversos como dor de cabeça, secura das membranas mucosas, dispneia, tosse, dor de garganta e tonturas (7). No nosso estudo, foram relatadas reacções adversas ligeiras em 38,7% dos casos, dominadas pela tosse, o que é semelhante aos dados da literatura. Os cientistas também estão preocupados com os cigarros electrónicos, pois receiam que possam ser uma porta de entrada para a dependência da nicotina e para o tabagismo. Os cigarros electrónicos contêm um líquido eletrónico composto por propilenoglicol e glicerina vegetal, ao qual são adicionados aromas e nicotina em concentrações variáveis. A nicotina é conhecida pelo seu efeito viciante. Um não fumador que utilize um inalador eletrónico de nicotina pode tornar-se dependente da nicotina e ter dificuldade em deixar de o fazer ou tornar-se dependente dos produtos do tabaco tradicionais (18,21,22). No estudo de STENGER et al, que analisou o tabagismo nas escolas, 49,4% dos 319 estudantes incluídos tinham experimentado tabaco e cigarros electrónicos, 11,6% dos quais tinham vaporizados antes de fumar (6). No nosso estudo, quase metade dos participantes não eram fumadores de tabaco normal quando experimentaram pela primeira vez os cigarros electrónicos, 15% queriam mudar para o tabaco normal depois de começarem a vaporizar e 20% mudaram efetivamente para o tabaco fumado. Para avaliar a dependência dos cigarros electrónicos que libertam nicotina, alguns estudos utilizaram o teste de Fagerström. Trata-se de um auto-questionário de seis perguntas com uma pontuação total que varia entre 0 e 10. Uma pontuação entre 0 e 2 indica ausência de dependência, entre 3 e 4 baixa dependência, entre 5 e 6 média dependência e acima de 10 alta dependência (23). Num estudo americano que incluiu 117 vaporizadores, a dependência foi considerada moderada em 45,5% dos casos e foi maior com a vaporização do que com o tabaco (24). Noutro estudo tunisino, a dependência do vaporizador foi considerada baixa em 35% dos casos, moderada em 25% e elevada em 7,8% dos casos, mas inferior à dependência do tabaco (12). Estes resultados foram qualificados por outros investigadores. Por exemplo, Farsalinos et al demonstraram que, com concentrações de nicotina nos e-líquidos limitadas por lei a 20 mg/ml, não é possível saturar os receptores de nicotina e criar dependência (25). No entanto, estes valores devem ser tratados com cautela, uma vez que foi demonstrado que os novos modelos de cigarros electrónicos podem produzir níveis de nicotina no plasma próximos dos produzidos pelos cigarros tradicionais (18). O mercado ilegal de cigarros electrónicos é também motivo de preocupação, uma vez que as concentrações de nicotina nos líquidos electrónicos não são controladas. No nosso estudo, 67,7% dos participantes utilizavam cigarros electrónicos diariamente, metade deles aumentaram a frequência da vaporização ao longo do tempo e quase um terço (35,5%) deixou de utilizar cigarros electrónicos, mas retomou a utilização numa data posterior. Metade dos participantes (45,2%) sentia-se viciada em cigarros electrónicos. Todos estes dados apontam para um possível efeito de dependência dos cigarros electrónicos.

CONCLUSÕES

O tabagismo é um verdadeiro problema de saúde pública, com graves consequências para a saúde. A sua prevalência na população em geral continua a ser elevada. Estão disponíveis vários métodos medicinais e não medicinais para combater o tabagismo. O cigarro eletrónico (e-cigarette) é um novo produto cuja utilização está a aumentar exponencialmente. O seu papel na cessação tabágica é debatido e a sua segurança continua a ser alvo de controvérsia. Neste contexto, realizámos um estudo transversal descritivo com recurso a um questionário auto-administrado desenvolvido no Google Forms e distribuído nas redes sociais (Facebook). O objetivo foi estudar as práticas e experiências dos utilizadores de cigarros electrónicos entre os estudantes de medicina, analisar as suas expectativas em relação a este dispositivo eletrónico e avaliar a sua influência nos seus hábitos tabágicos. Foram incluídos no nosso estudo 31 estudantes com uma idade média de 28±4 anos, dos quais 23 homens e 8 mulheres. A idade média da primeira utilização de cigarros electrónicos foi de 26,25±4,9 anos. Dezasseis participantes estavam a fumar tabaco normal quando começaram a vaporizar. Vinte e um participantes (67,7%) utilizavam cigarros electrónicos diariamente. Vinte participantes (64,5%)

tencionavam deixar de utilizar cigarros electrónicos. A concentração de nicotina no e-líquido era de 6 mg em 48,4% dos casos. Quase um terço dos participantes (38,7%) afirmou não conhecer a concentração de nicotina no seu cigarro eletrónico. O sabor a fruta foi o mais utilizado pelos participantes no estudo (58,1%), seguido do sabor a menta para 16,1% dos indivíduos. Três participantes utilizaram o sabor a tabaco. A razão para a utilização do vaporizador entre os fumadores foi a cessação do tabagismo (12 participantes), para encontrar um sabor melhor do que o do tabaco (4 participantes). As outras razões foram a curiosidade (11 participantes, 35,4%) e a influência dos pares (4 participantes, 12,9%). Nove fumadores conseguiram reduzir o seu consumo de tabaco após a utilização do cigarro eletrónico e 3 participantes conseguiram deixar de fumar completamente. Três não fumadores queriam mudar para o tabaco normal depois de começarem a vaporizar e 4 mudaram efetivamente para o tabaco fumado. Cerca de dois terços dos participantes (64,5%) pensam que o cigarro eletrónico é um substituto do tabaco normal e quase um terço pensa que o cigarro eletrónico é mais uma ajuda para deixar de fumar. A crença na utilização de cigarros electrónicos foi identificada como um fator que influencia o desejo de deixar de fumar ($p=0{,}002$) e o sexo foi correlacionado com a mudança da utilização de cigarros electrónicos para o consumo de tabaco (p=0,026). À luz destes resultados, surgem as seguintes conclusões e perspectivas:

- Os estudantes de medicina, que serão os principais actores na luta contra o tabaco, devem receber mais formação sobre o tabaco. Esta formação deve ser integrada nos estudos de especialidade e consolidada por seminários durante o internato e a residência. Deve incluir informações sobre o papel do cigarro eletrónico na luta contra o tabagismo, salientando que não pode ser prescrito por um médico e que a sua utilização só deve ser considerada temporariamente no âmbito da abordagem anti-tabaco.

- São necessários estudos de maior escala para analisar a utilização de vape entre os jovens em geral, a fim de detetar qualquer utilização indevida.

- Sensibilizar as autoridades sanitárias para a necessidade de um quadro legislativo para a venda e utilização de cigarros electrónicos.

REFERÊNCIAS

1.Doll R, Peto R, Boreham J, Sutherland I. Mortality in relation to smoking: 50 years' observations on male British doctors. BMJ. 26 de junho de 2004;328(7455):1519.

2.9789240077508-fre.pdf [Internet]. [citado 20 de março de 2024]. Disponível em: https://iris.who.int/bitstream/handle/10665/372570/9789240077508-fre.pdf?sequence=1

3.Tehrani H, Rajabi A, Ghelichi-Ghojogh M, Nejatian M, Jafari A. The prevalence of electronic cigarettes vaping globally: a systematic review and meta-analysis. Arco de Saúde Pública Arco de Saúde Belga Sante Publique. 21 Nov 2022;80(1):240.

4.Georges M. Cigarros electrónicos: novidades em 2022. Rev Mal Respir Atual. 1 Dez 2022;14(2, Suplemento 2):2S418- 22.

5.Lermenier A, Palle C. Resultados do inquérito ETINCEL-OFDT sobre os cigarros electrónicos [Internet]. 2014 [citado 25 Jul 2016]. Disponível em: http://www.ofdt.fr/BDD/publications/docs/eisxalu2.pdf

6.Stenger N, Chailleux E. Inquérito sobre o consumo de cigarros electrónicos e de tabaco nas escolas. Rev Mal Respir. Jan 2016;33(1):56- 62.

7.Zarobkiewicz MK, Wawryk-Gawda E, Woźniakowski MM, Sławiński MA, Jodłowska-Jędrych B. Fumadores de tabaco e utilizadores de cigarros electrónicos entre os estudantes universitários polacos. Rocz Panstw Zakl Hig. 2016;67(1):75- 80.

8.La Torre G, Kirch W, Bes-Rastrollo M, Ramos RM, Czaplicki M, Gualano MR, et al. Consumo de tabaco entre estudantes de medicina na Europa: resultados de um estudo multicêntrico utilizando o Global Health Professions Student Survey. Public Health. Fev. 2012;126(2):159- 64.

9.Tavolacci MP, Vasiliu A, Romo L, Kotbagi G, Kern L, Ladner J. Patterns of electronic cigarette use in current and ever users among college students in France: a cross-sectional study. BMJ Open. 27 de maio de 2016;6(5):e011344.

10. Fakhfakh R, Hsairi M, Maalej M, Achour N. Smoking in Tunisia: behaviour and knowledge. 2002;

11. Clair C, Cornuz J, de Kleijn MJJ, Jaunin-Stalder N. Gender and

disparities: the example of smoking. Rev Med Suisse. 10 de junho de 2015;478:1298- 303.

12. Dependência de cigarros electrónicos em antigos fumadores: Um inquérito na Tunísia. Chirine Moussa, Nour Mahmoud, Houda Rouis, Amel Khattab , Ines Zendah, Sonia Maâlej. Tunis Médicale [Internet]. 14 Oct 2023 [citado 17 Mar 2024];101(6). Disponível em: https://latunisiemedicale.com/index.php/tunismed/article/view/4275

13. Hummel K, Hoving C, Nagelhout GE, de Vries H, van den Putte B, Candel MJJM, et al. Prevalência e razões para a utilização de cigarros electrónicos entre os fumadores: Resultados do Inquérito Internacional sobre o Controlo do Tabaco (ITC) nos Países Baixos. Int J Drug Policy. junho de 2015;26(6):601- 8.

14. Dubois G, Goullé JP, Costentin J, Allilaire JF, Dirheimer G, Dreux C, et al. O cigarro eletrónico permite à sociedade afastar-se do tabaco? Bull Académie Natl Médecine. 1 Feb 2015;199(2):363- 9.

15. Caponnetto P, Campagna D, Cibella F, Morjaria JB, Caruso M, Russo C, et al. EffiCiency and Safety of an eLectronic cigAreTte (ECLAT) as tobacco cigarettes substitute: a prospective 12-month randomized control design study. PloS One. 2013;8(6):e66317.

16. Bullen C, Howe C, Laugesen M, McRobbie H, Parag V, Williman J, et al. Cigarros electrónicos para deixar de fumar: um ensaio aleatório controlado. Lancet Lond Engl. 16 Nov 2013;382(9905):1629- 37.

17. Moyou-Mogo R. The role of vaping in smoking cessation (O papel da vaporização na cessação tabágica). JMV-J Médecine Vasc. 1 de março de 2023;48:S40- 1.

18. Charton P. The role of electronic cigarettes in smoking cessation (O papel dos cigarros electrónicos na cessação tabágica).

19. Vape-SFT_SPLF-MoissansTabac-20191101-ok.pdf [Internet]. [citado 17 de março de 2024]. Disponível em: https://splf.fr/wp-content/uploads/2019/11/Vape-SFT_SPLF- MoissansTabac-20191101-ok.pdf

20. Sci-Hub | O cigarro eletrónico: uma nova ferramenta na abordagem dos fumadores? Archives Des Maladies Du Coeur et Des Vaisseaux - Pratique, 2014(229), 39-42 | 10.1016/s1261-694x(14)70651-0 [Internet]. [citado 18 de março de 2024]. Disponível em: https://sci- hub.st/10.1016/s1261-694x(14)70651-0

21. Grana RA. Cigarros electrónicos: uma nova porta de entrada para

a nicotina? J Adolesc Health Off Publ Soc Adolesc Med. Feb 2013;52(2):135- 6.

22. Dautzenberg B, Birkui P, Noël M, Dorsett J, Osman M, Dautzenberg MD. E-Cigarette: Um novo produto de tabaco para crianças em idade escolar em Paris. Open J Respir Dis. 22 Feb 2013;3(1):21- 4.

23. Underner M, Le Houezec J, Perriot J, Peiffer G. Les tests d'évaluation de la dépendance tabagique. Rev Mal Respir. abril de 2012;29(4):462- 74.

24. Johnson JM, Muilenburg JL, Rathbun SL, Yu X, Naeher LP, Wang JS. Elevated Nicotine Dependence Scores among Electronic Cigarette Users at an Electronic Cigarette Convention (Pontuações elevadas de dependência de nicotina entre utilizadores de cigarros electrónicos numa convenção de cigarros electrónicos). J Community Health. fevereiro de 2018;43(1):164- 74.

25. Farsalinos KE, Spyrou A, Tsimopoulou K, Stefopoulos C, Romagna G, Voudris V. Absorção de nicotina pelo uso de cigarros electrónicos: comparação entre dispositivos de primeira e nova geração. Sci Rep. 26 Feb 2014;4:4133.

UTILIZAÇÃO DE CIGARROS ELECTRÓNICOS ENTRE ESTUDANTES DE MEDICINA

RESUMO

Introdução :

O tabagismo é uma das principais causas de doenças evitáveis e de morte prematura no mundo. O controlo do tabaco e a prevenção são prioridades na luta contra este flagelo. Os cigarros electrónicos são vistos pelo público em geral como uma forma de ajudar as pessoas a deixarem de fumar. No entanto, esta continua a ser uma questão controversa.

Métodos :

Estudo descritivo transversal de estudantes de medicina na Tunísia. O objetivo deste estudo é investigar as práticas e experiências dos utilizadores de cigarros electrónicos entre os estudantes de medicina, analisar as suas expectativas em relação a este dispositivo eletrónico e avaliar a sua influência nos seus hábitos tabágicos.

Resultados :

A nossa população era composta por 31 indivíduos com uma idade média de 28±4 anos e um rácio de sexo de 2,87. O consumo de tabaco esteve presente em 74,2% dos casos. O consumo de outras substâncias psicoactivas foi observado em 16,1% dos casos (5 participantes). Quinze participantes (48,3%) experimentaram cigarros electrónicos antes dos 25 anos de idade. Quinze participantes (48,3%) não eram fumadores regulares de tabaco quando começaram a fumar. Vinte e um participantes (37,7%) utilizavam cigarros electrónicos diariamente, sendo que 64,5% utilizavam-nos várias vezes por dia. Quase metade dos participantes (51,6%, n=16) aumentou a frequência da utilização de vaporizadores ao longo do tempo. Na altura em que iniciaram a utilização do vaporizador, dezasseis participantes eram fumadores normais (51,6%), doze participantes (39%) começaram a utilizar o vaporizador com o objetivo de deixar de fumar. Nove deles conseguiram reduzir o seu consumo de tabaco após a utilização do cigarro eletrónico e 3 participantes conseguiram deixar de fumar completamente. Quinze pessoas não eram fumadoras de tabaco normal quando experimentaram o cigarro eletrónico pela primeira vez e quatro delas passaram a fumar tabaco. Cerca de dois terços dos participantes (64,5%) consideram que o cigarro eletrónico é um substituto do tabaco normal e quase um terço considera que o cigarro eletrónico é mais uma ajuda para deixar de fumar.

O estudo analítico concluiu que o número de cigarros consumidos por dia estava correlacionado com o consumo diário de vaporizadores (p=0,044) e que o género era um fator associado à mudança dos cigarros electrónicos para o tabaco fumado (p=0,026). A crença na utilização de cigarros electrónicos também foi considerada um fator que influencia o desejo de deixar de fumar com vaporizador (p=0,002).

Conclusão:

O tabagismo é responsável por mais de 8 milhões de mortes por ano. A luta contra o tabagismo é vital. Os estudantes de medicina, que desempenharão um papel fundamental na luta contra o tabagismo, precisam de receber mais formação em tabacologia.

Palavra-chave : Tabagismo, Cigarro eletrónico, Estudantes de medicina, Cessação do tabagismo

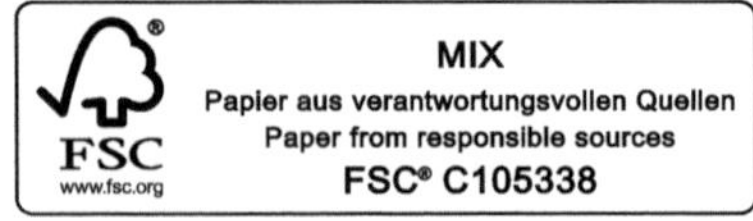

Printed by Books on Demand GmbH, Norderstedt / Germany